PUBLICATIONS DU *PROGRÈS MÉDICAL*

NOTES ANATOMIQUES

SUR

L'APONÉVROSE, LE LIGAMENT SUSPENSEUR

et les Ganglions lymphatiques

DE

L'AISSELLE

PAR

Le Dr Paul POIRIER

Agrégé, chef des travaux anatomiques.

———

PARIS

AUX BUREAUX DU
PROGRÈS MÉDICAL
14, rue des Carmes, 14.

A. DELAHAYE & E. LECROSNIER
ÉDITEURS
Place de l'École de Médecine

1888

PUBLICATIONS DU *PROGRÈS MÉDICAL*

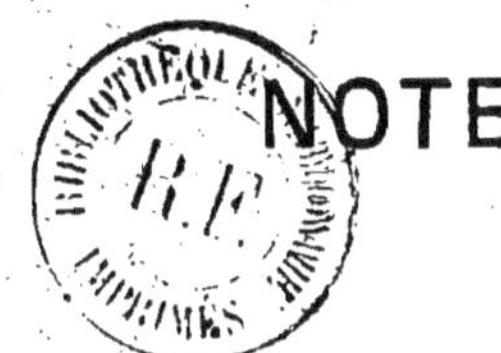

NOTES ANATOMIQUES

SUR

L'APONÉVROSE, LE LIGAMENT SUSPENSEUR

et les Ganglions lymphatiques

DE

L'AISSELLE

PAR

Le Dr Paul POIRIER

Agrégé, chef des travaux anatomiques.

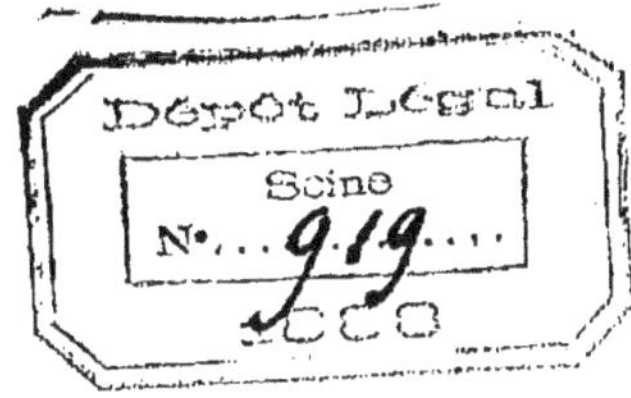

PARIS

AUX BUREAUX DU
PROGRÈS MÉDICAL
14, rue des Carmes, 14.

A. DELAHAYE & E. LECROSNIER
ÉDITEURS
Place de l'École de Médecine.

1888

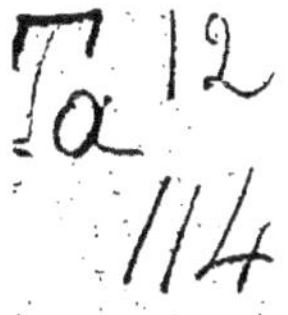

NOTES ANATOMIQUES

SUR

L'APONÉVROSE. LE LIGAMENT SUSPENSEUR

et les Ganglions lymphatiques

DE

L'AISSELLE

La *région axillaire* affecte, lorsque le bras pend le long du corps, dans sa position ordinaire, la forme d'un pli profond antéro-postérieur, plus profond que le pli de l'aîne transversal ; mais, si l'on vient à exagérer la flexion de la cuisse jusqu'au contact de l'abdomen, le pli inguinal rappelle, par sa profondeur, le *pli axillaire*. Cette région devient le *creux axillaire* lorsque le bras est écarté du tronc à angle droit ; car le grand pectoral, tendu par l'abduction du bras, est venu constituer une paroi antérieure, et la paroi postérieure, qui n'existait pas d'abord, s'est formée peu à peu, au fur et à mesure que le bras, s'éloignant du tronc, entraînait avec lui la mobile omoplate ; la peau, retenue profondément par de solides adhérences, déprimée d'ailleurs par la pression atmosphérique, est restée appliquée aux parois axillaires.

Pli ou sillon antéro-postérieur d'abord, devenue cavité ou plutôt dépression quadrangulaire par l'abduction, la région axillaire change encore d'aspect, lorsque le bras, tout à fait relevé, est devenu parallèle à l'axe vertical du corps : elle prend alors l'apparence d'une gouttière verticale, que limitent le faisceau coraco-biceps et le grand pectoral en avant, le grand dorsal et le grand rond en arrière ; c'est la gouttière de l'artère axillaire.

En somme, trois aspects, suivant que l'aisselle est fermée, entr'ouverte ou largement ouverte.

Ces variations, si étendues dans la forme et les dimensions de l'aisselle, permettent de comprendre la possibilité de l'emphysème dans les plaies de l'aisselle, en dehors de toute lésion du thorax ou du poumon. On comprend encore mieux la formation de cet emphysème, si l'on pense que la pression atmosphérique n'est pas sans influence sur la formation du creux axillaire et la fixation de l'omoplate sur la paroi thoracique.

Lorsqu'on s'arrête un instant à considérer, d'une part l'adhérence de l'omoplate à la paroi thoracique, adhérence si forte que les tractions les plus violentes ne parviennent pas à détacher l'os complètement, et, d'autre part, les agents musculaires qui seuls réaliseraient cette adhérence, on comprend mal que l'os ne se détache pas plus facilement. En effet, des deux muscles qui interviennent surtout dans la fixation de l'omoplate, l'un, le rhomboïde, est une lame musculaire large et mince ; l'autre, le grand dentelé, qui joue le rôle principal et a reçu pour cette raison le nom de *frein de l'omoplate*, s'insère linéairement sur le bord *vertébral* de l'os et, parti de là, contourne le tronc pour aller s'insérer à la partie antéro-externe du thorax, en un point plus éloigné du plan médian que ne l'est son insertion postérieure. Bien fait pour suspendre le thorax au membre supérieur dans l'attitude quadrupède, le grand dentelé est on ne peut mal disposé pour servir de frein à l'omoplate. Alors, l'intervention d'un troisième facteur, qui ne peut être que la pression atmosphérique, devient nécessaire pour expliquer l'adhérence de l'os.

On voit, en effet, dans certains mouvements, lorsque les bords de l'os tendent à se détacher du tronc, la peau s'enfoncer, entre eux et le thorax, en sillons plus ou moins profonds, comblant les vides qui tendent à se produire, comme elle fait à l'aisselle lors de l'écartement des parois de la cavité. Pour essayer de mieux démontrer cette influence de la pression atmosphérique, voici comment j'ai procédé. Ayant traversé l'épine de l'omoplate sur un sujet entier, avec un de ces gros crochets métalliques en usage chez les bouchers, j'essayai, par de fortes tractions, de détacher l'omoplate, et je vis l'os s'éloigner un peu du tronc, pendant que la peau, déprimée par la pression atmosphérique, s'enfonçait sous les bords et dessinait en sillons la forme triangulaire de l'os ; maintenant toujours la même traction, j'ouvris brusquement, par un coup de bistouri au fond de l'un de ces sillons (le vertébral de préférence), un orifice assez large (1 cent.) pour mettre le tissu cellulaire, si lâche, placé sous le grand dentelé, en communication avec l'atmosphère ; un sifflement se produisit, les sillons disparurent et l'omoplate se détacha au même instant de quelques centimètres avec une grande facilité, bien que je n'eusse point augmenté la traction.

L'expérience est facile et réussit toujours, si l'on a soin de choisir un sujet maigre et récemment décédé : sur les sujets gras, l'air pénètre plus lentement, et le tissu cellulaire des vieux cadavres a subi une sorte de condensation, ou est agglutiné par les liquides infiltrés. J'ai conclu de cette expérience que la pression atmosphérique n'était point un facteur négligeable dans la fixation de l'omoplate. (En écrivant ceci, il me semble que je dis une chose banale, que tout le monde a pensée et qui n'a point été dite ; si elle est vraie, le mal n'est pas grand ; fausse, elle ne tiendra pas devant la critique.)

Après avoir enlevé la peau, très fine, la couche rougeâtre, dissécable, des glandes axillaires et un fascia superficialis assez résistant et retenu par des fibres qui s'enfoncent vers le sommet de l'aisselle, on est en présence d'une cavité quadrangulaire, la cavité axillaire. Les anciens anatomistes ne décrivaient que trois parois à cette cavité ; ils oubliaient la paroi externe, vasculaire, articulaire, très importante ; Malgaigne a signalé et réparé l'erreur. (Malg., Anat. chir.). — Le sommet tronqué de cette pyramide quadrangulaire est limité par un triangle osseux, que forment la face supérieure de la première côte, la face inférieure de la clavicule doublée du muscle sous-clavier et *le bord cervical de l'omo-plate depuis le tubercule postérieur de la coracoïde jus-qu'à l'insertion de l'angulaire*. L'apophyse coracoïde, qui déborde la clavicule en avant, ne peut en faire partie.

L'abaissement, même forcé du bras, ne rapproche guère les parois de ce triangle ; la clavicule reste toujours à distance de la première côte, et j'ai essayé en vain de réaliser ce que j'avais lu et appris sur la compression de l'artère sous-clavière par la clavicule sur la première côte, dans l'abaissement forcé du bras.

Telle apparaît la cavité axillaire, création du scalpel. Je désire, dans cette note, appeler l'attention sur trois points particuliers de son anatomie : l'aponévrose, le ligament suspenseur, les ganglions lymphatiques.

Aponévrose de l'aisselle.

L'aponévrose antérieure du grand pectoral se prolonge jusqu'au bord inférieur de ce muscle, c'est-à-dire jusqu'à la base de l'aisselle. Là, elle se subdivise en deux lames : l'une, profonde, contourne le bord inférieur du grand pectoral et passe sous la face profonde de ce muscle ; l'autre, superficielle, forme l'aponévrose de la base de l'aisselle ; elle traverse cette base d'avant en arrière et se confond avec l'extrémité inférieure du ligament suspenseur de l'aisselle ; son bord antérieur fait suite à la gaine du grand pectoral, son bord postérieur se continue avec les aponévroses du grand dorsal et du grand rond. (Paulet, Anat. topog.). —C'est ainsi que l'aponévrose de l'aisselle est comprise et décrite par tous les anatomistes qui ont traité de l'anatomie des régions.

Je crois que cette aponévrose superficielle, qui, allant du grand dorsal au grand pectoral, traverserait et fermerait la cavité axillaire, n'existe pas. Je l'ai cherchée par des dissections prudentes, désireux de la rencontrer ; j'ai chaque fois trouvé, au-dessous de la peau et du panni-cule graisseux, le fascia superficialis lamelleux, plus ou moins épaissi, mais gardant constamment ses caractères de tissu lamelleux et toujours en continuité avec les fibres du ligament suspenseur, qui va s'insérer, comme on sait, au squelette profond de la région.

J'ai prié des collaborateurs habiles de m'aider dans cette recherche ; ils n'ont pas été plus heureux que moi.

Les dissections montrent qu'il n'existe point d'apo-névrose indépendante des muscles qui forment les parois de la région. En dedans, le grand dentelé n'est recouvert que par une lamelle cellulaire extrêmement mince qui l'accompagne jusqu'à sa digitation la plus élevée. En avant, l'aponévrose mince du grand pectoral contourne le bord inférieur de ce muscle et passe sous sa face profonde ; l'aponévrose clavi-coraco-axillaire, qui s'est dédoublée pour envelopper le petit pectoral, perd son caractère aponévrotique au-dessous de ce muscle et semble devenir une lame fibro-celluleuse qui va se fixer à la face profonde de la peau. En arrière, l'aponévrose d'enveloppe, si mince, du grand dorsal con-tourne le bord inférieur de ce muscle, sur la face anté-rieure duquel elle se relève pour gagner le bord axil-laire de l'omoplate en dedans.

Ces aponévroses, antérieure et postérieure, accom-pagnent en dehors les tendons des muscles qu'elles recouvrent : l'antérieure passe avec le tendon du grand pectoral au devant du faisceau musculaire coraco-bici-pital et du faisceau vasculo-nerveux ; elle se confond en partie avec l'aponévrose brachiale ; la postérieure passe, avec les tendons grand dorsal et grand rond, en arrière du faisceau vasculo-nerveux pour gagner la partie postéro-interne du bras. Entre les deux, c'est-à-dire sur la paroi externe de l'aisselle, l'aponévrose brachiale poursuit son chemin ; mais, au niveau du point où elle croise les tendons (grand pectoral et grand dorsal), au moment même où elle devient axillaire, elle subit un amincissement remarquable, tel qu'elle laisse apercevoir les vaisseaux et nerfs sous-jacents. Avec un peu de bonne volonté, et sans bonne volonté, sur certains sujets maigres et bien musclés, on peut voir qu'elle paraît se terminer en ce point entre les tendons par un bord curviligne, sorte de repli falciforme à concavité supérieure, dont l'existence est aussi évidente et non moins réelle que celle du repli falciforme qui limite en bas l'ouverture par laquelle la saphène interne traverse l'aponévrose fémorale. Ce repli falciforme, Langer l'a vu avant moi ; il lui a donné le nom d'*armbogen ;* — *arc brachial,* ce nom convient bien. Au delà, plus haut, l'aponévrose brachiale n'est plus qu'un mince feuillet celluleux, tout à fait semblable au feuillet antérieur de la gaine des vaisseaux fémoraux, et, comme lui, criblé par les orifices que créent les anastomoses multipliées entre les ganglions lymphatiques superficiels et les ganglions profonds de la région.

La dissection montre, en somme, que les aponévroses remontent le long des parois musculaires de l'aisselle jusqu'aux insertions des muscles qui les forment, et contredit formellement l'existence d'une aponévrose superficielle traversant la cavité axillaire pour aller du grand pectoral au grand dorsal. Nous allons bientôt voir que l'existence d'un ligament suspenseur, *allant des parties profondes à la peau,* est difficilement conciliable avec l'existence d'une aponévrose superficielle. Je dois dire que cette considération n'a point arrêté les anatomistes, suivant lesquels « le ligament suspenseur, parti de l'apophyse coracoïde, traverse l'aponévrose superficielle pour aller s'insérer à la face profonde de la peau. » Or, ce ligament, formé de travées celluleuses séparées par de larges aréoles, est bien pauvrement constitué pour traverser une aponévrose, si mince qu'on l'imagine : cette conception est difficilement admissible. D'ailleurs, la description de ce ligament va nous montrer par quels énormes trous cette aponévrose devrait être percée, si elle existait.

Ligament suspenseur.

Il est ainsi nommé depuis Gerdy, qui en parle dans les termes suivants : « il s'étend de l'apophyse coracoïde à la peau du creux de l'aisselle, qu'il relève en voûte et retient fortement » (*Anat. des formes extér.*), sans s'expliquer autrement sur son étendue, ses dispositions, sa nature. On le décrit généralement comme formé par des fibres de l'aponévrose clavi-coraco-axillaire, c'est-à-dire comme une aponévrose partant du sommet de la coracoïde pour aller s'insérer à la face profonde du derme.

J'ai bien souvent disséqué ce ligament et j'ai vu : 1° que ce n'est pas une aponévrose, mais du tissu cellulaire sous-cutané, épaissi et condensé ; 2° qu'il n'est point transversal, comme on le décrit d'ordinaire, mais étendu d'avant en arrière, tout le long du pli de l'aisselle, à la façon d'une cloison antéro-postérieure.

Au-dessous du petit pectoral, et dans l'interstice qui sépare ce muscle du coraco-brachial, l'aponévrose clavi-coraco-axillaire perd son caractère aponévrotique et devient fibro-celluleuse pour aller s'insérer à la face profonde de la peau. De l'aponévrose qui revêt le petit pectoral et le coraco-biceps, on voit nettement se détacher des fibres celluleuses grisâtres, qui convergent vers la peau de l'aisselle et se fusionnent intimement avec la face profonde de celle-ci. Ces fibres, réunies en travées ou lamelles plus ou moins fortes, laissent entre elles de larges aréoles remplies de pelotons graisseux.

Telle est la partie antérieure du ligament suspenseur, formée de lamelles celluleuses nées du sommet de la coracoïde, et renforcée par des expansions celluleuses qui se détachent de la gaîne aponévrotique des muscles petit pectoral et coraco-brachial.

Pour la mettre bien en évidence, il suffit d'enlever le grand pectoral et d'exercer une légère traction sur le lambeau cutané de l'aisselle. Ainsi constituée, elle résiste à des tractions assez fortes et elle résiste à la façon d'un tissu élastique, c'est-à-dire qu'elle remonte et reprend ses dimensions premières, lorsqu'elle a été abaissée et distendue par une traction suffisante (particularité qui me porte à croire que les fibres élastiques doivent être plus nombreuses en ce point que dans le reste du tissu cellulaire sous-cutané). — Sa section par un coup de scalpel détermine l'abaissement brusque de la peau qui tapisse le tiers antérieur de l'aisselle; sur les deux tiers postérieurs, l'aisselle reste concave et la peau qui la recouvre résiste aux tentatives d'abaissement; c'est que l'on n'a encore vu et détaché que la partie antérieure du ligament suspenseur. D'autres adhérences, plus nombreuses et aussi fortes que les précédentes, vont encore de la face profonde de la peau aux parties solides qui forment le fond du pli axillaire, c'est-à-dire à la partie interne du col et de la capsule humérale en dehors, et au col de l'omoplate en dedans (ces dernières m'ont paru être les plus résistantes). Ainsi est constituée, du fait de toutes ces adhérences, une véritable cloison antéro-postérieure, fixant solidement la peau de l'aisselle aux parties profondes sur toute la longueur du pli axillaire. Rien n'est plus facile que de mettre en évidence cette disposition; deux ou trois coups d'ongle ou de manche de scalpel, appuyés de chaque côté sur les bords axillaires du petit pectoral et du coraco-brachial, sont suffisants. Une traction légère sur la peau de l'aisselle permet de bien voir et de saisir le ligament dans toute son étendue; de gros pelotons adipeux et des ganglions lymphatiques superficiels remplissent les aréoles, que laissent entre elles les fibres et les lamelles celluleuses qui le composent.

Tel est le ligament suspenseur que montrent les dissections. Il est l'analogue de ces tractus celluleux qui unissent le fascia superficialis inguinal au ligament de Fallope depuis l'épine iliaque antérieure et supérieure jusqu'à l'épine pubienne. Ces tractus déterminent la dépression persistante du pli inguinal, et je comprends très bien que Pétrequin leur ait donné le nom de *ligament suspenseur de l'aîne*, par comparaison avec le ligament suspenseur de l'aisselle. (Notons toutefois que le ligament suspenseur de l'aîne est beaucoup moins développé que celui de l'aisselle et plus difficile à mettre en évidence; Hyrtl et d'autres ont nié son existence).

Je ne sais pas si cette cloison celluleuse, si bien fixée à la face profonde de la peau, peut arrêter momentanément des épanchements sous-cutanés, sanguins, gazeux ou purulents dans leur marche du bras vers le tronc ou réciproquement; c'est affaire à juger par une expérience que je n'ai pas ; mais je sais qu'elle arrêtait momentanément les injections liquides ou gazeuses, que j'ai souvent faites dans le tissu cellulaire sous-cutané du bras ou du tronc sur le cadavre.

M. le professeur Verneuil, qui a bien voulu me permettre de lui exposer ces idées, m'a dit qu'il avait souvent été frappé de l'arrêt que subissaient au niveau de l'aisselle les phlegmons du bras, et que la disposition anatomique, que j'ai donnée, du ligament, fournissait bien l'explication du fait.

La quantité de graisse contenue dans les aréoles du tissu cellulaire sous-cutané (ligament suspenseur) de la région est variable suivant l'état du sujet. Je n'ai jamais rencontré ces masses graisseuses, dont la présence a été signalée sous l'aponévrose (?), et dont la fonte purulente entraînerait la formation de ces fistules axillaires si rebelles, dont on parle beaucoup, mais que l'on voit bien peu, si j'en crois ma très ou trop courte expérience. En dehors des fistules entretenues par une lésion osseuse ou une affection ganglionnaire chronique, je n'ai jamais vu de fistules de l'aisselle.

Ganglions lymphatiques.

« *Sicuti lymphatica infra-umbilicum sub communibus integumentis excurrentia ad glandulas inguinales tendunt, ita supra umbilicum, cephalicis exceptis et aliquibus colli, in glandulas axillares conveniunt.* » (Mascagni, vasorum lymphaticorum historia, Senis, 1787). On peut ajouter qu'à l'aisselle, comme à l'aine, les ganglions lymphatiques se groupent suivant la provenance de leurs afférents. Jusqu'ici cependant les anatomistes n'ont point distingué ; ils décrivent ces ganglions en bloc « comme appliqués le long des vaisseaux et formant un chapelet qui remonte dans le sommet du creux axillaire pour se continuer avec celui qu'on remarque autour des vaisseaux du cou (Richet)», ou comme étant « tous situés sur la paroi interne et appliqués sur le muscle grand dentelé (Tillaux). » De là des conseils divers et différents sur la manière de procéder à l'exploration de ces ganglions ; Richet conseille de saisir le bord antérieur de l'aisselle, tandis que Tillaux les cherche avec la pulpe des doigts appliquée sur la paroi interne de l'aisselle.

Il y a, je crois, lieu et nécessité de distinguer et de préciser. En 1882, mon distingué collègue et ami, M. Kirmisson lut à la Société anatomique une note sur la topographie des ganglions axillaires et établit la répartition des ganglions en trois groupes : il reconnut que « bien que ces ganglions fussent sous-aponévrotiques, tous n'étaient pas cependant compris dans un même plan, et qu'on pouvait à cet égard les diviser en superficiels et profonds. » Il décrivit : a) un groupe superficiel antérieur comprenant les ganglions qui sont situés sous le bord inférieur du grand pectoral et reçoivent les lymphatiques du membre supérieur et de la région mammaire ; *b*) un groupe superficiel supérieur (?) comprenant les ganglions qui longent le bord antérieur du grand dorsal et reçoivent les lymphatiques de la région scapulaire ; et *c*) un groupe de ganglions profonds accolés à la veine axillaire, et dont les afférents ne sont pas nommés.

J'ai disséqué et fait disséquer environ trente fois la région axillaire sur des sujets différents (17 h. — 13 f.); trois fois je suis arrivé à injecter la plus grande partie des lymphatiques de la région ; enfin j'ai étudié les planches de l'admirable ouvrage de Mascagni. J'étais d'ailleurs préparé à ce travail, ayant injecté un grand nombre de lymphatiques, et particulièrement les lymphatiques de la région inguinale (concours pour le prosectorat, 1882). Mes recherches ont abouti à des résultats qui confirment en partie les résultats donnés par M. Kirmisson dans son excellent travail ; je dois ajouter que le travail de M. Kirmisson, fait surtout en vue de localiser le retentissement ganglionnaire des cancers du sein, s'appuie sur 12 dissections d'aisselles appartenant toutes à des sujets de sexe féminin.

Il est un premier fait, qui m'a beaucoup frappé, et dont j'ai souvent contrôlé l'exactitude : un grand nombre des ganglions axillaires sont nettement sous-cutanés, d'autres, moins nombreux et généralement plus gros, sont situés profondément le long des gros vaisseaux axillaires, sous l'aponévrose brachiale devenue si mince à ce niveau. A la vérité, ces ganglions se dérobent à la vue et au toucher derrière le grand pectoral ou devant le grand dorsal ; mais ce n'est pas une raison pour les placer au-dessous d'une aponévrose superficielle qu'on ne peut voir. Les dissections répétées ne laissent aucun doute à cet égard. — D'ailleurs, il serait difficile de comprendre pourquoi les lymphatiques superficiels des membres supérieurs et d'une partie de la peau du tronc se rendraient dans des ganglions profonds, sous-aponévrotiques, alors que les lymphatiques superficiels de tout le reste du corps, y compris ceux du membre inférieur, se rendent dans des ganglions superficiels, sus-aponévrotiques.

Les ganglions lymphatiques de l'aisselle sont répartis en trois groupes : 1° Un groupe *externe ou brachial* qui suit, sur la paroi externe ou brachiale de l'aisselle, la direction des vaisseaux axillaires ; 2° Un groupe *interne et antérieur*, ou *pectoral*, qui occupe l'angle antéro-interne de la pyramide axillaire : il reçoit les lymphatiques de la région mammaire ; 3° Un groupe *interne et postérieur*, situé le long du bord axillaire de l'omoplate, vers l'angle postérieur et interne de la cavité axillaire : il reçoit les lymphatiques des régions scapulaire, lombaire, thoracique externe et postérieure.

Dans chacun de ces groupes, il faut distinguer des ganglions superficiels sous-cutanés et des ganglions profonds, sous-aponévrotiques. Ainsi : pour le groupe *externe ou brachial*, on peut facilement distinguer: 1° un ou deux gros ganglions lymphatiques superficiels, immédiatement sous-cutanés, et recevant les lymphatiques superficiels du membre supérieur, (ce gros, ou ces deux petits ganglions superficiels, sont très souvent logés dans les aréoles du ligament suspenseur ; on les trouve très facilement, surtout quand on prend pour guide les vaisseaux lymphatiques superficiels du bras injectés au mercure, ou distendus par la lymphe sur un cadavre en décomposition) ; 2° trois ou quatre ganglions profonds, situés dans la gaîne des vaisseaux axillaires, allongés suivant l'axe de ces vaisseaux et en contact surtout avec la veine.

Dans le groupe antérieur ou pectoral, on voit : 1° des ganglions, en général petits et situés sous la peau qui recouvre le bord inférieur du *petit* pectoral ; 2° des ganglions profonds accolés, pour la plupart, aux branches des vaisseaux mammaires.

Dans le groupe postérieur ; 1° deux ou trois ganglions, petits, sont sous-cutanés et reçoivent les vaisseaux lymphathiques venus de la peau des régions tributaires de ce groupe ; 2° les autres, profonds, plus nombreux et plus gros, sont situés le long du bord axillaire de l'omoplate et appendus aux branches de la flexueuse artère scapulaire inférieure.

Les ganglions superficiels et profonds de ces groupes sont reliés par des anastomoses, d'autant plus grosses et plus nombreuses qu'on s'approche davantage de l'orifice par lequel l'aisselle s'ouvre dans la région sus-claviculaire : là, l'entonnoir axillaire donne passage, avec la veine, l'artère et les gros rameaux nerveux, à un très grand nombre de gros vaisseaux lymphatiques, situés autour des vaisseaux ; il n'est même pas rare d'y rencontrer un ou deux ganglions, grains du chapelet presque continu, qui va de la région sous-clavière à la partie inférieure de l'aisselle, le long des vaisseaux axillaires.

Le nombre de ces ganglions est des plus variables ; chaque groupe en contient de 2 à 10, quelquefois bien davantage. Ils sont plus nombreux chez les jeunes sujets, très réduits comme nombre et comme volume chez les sujets âgés. Sous certaines influences morbides leur volume et peut être leur nombre sont notablement augmentés.

Lorsqu'une dégénérescence quelconque les atteint, on est surpris de trouver 20 ou 30 ganglions là où la dissection n'en montre que cinq ou six à l'état normal. S'agit-il du développement de ganglions nouveaux, ou seulement de l'hypertrophie de ganglions extrêmement petits ? Je ne sais.

M. le professeur Verneuil m'a dit avoir enlevé, sous les pectoraux d'une jeune fille, une chaîne d'au moins cinquante ganglions caséeux ; appendus aux branches des artères thoraciques, ils ressemblaient à un ovaire de poule.

La répartition que je viens de décrire trouve-t-elle une confirmation dans la localisation du retentissement ganglionnaire suivant la provenance de sa cause, ainsi qu'on le voit au pli de l'aine, où les bubons des membres inférieurs, des organes génitaux, et de la fesse ont un siège différent ? J'incline à le penser. — Il me paraît inutile d'insister maintenant sur la manière dont l'exploration de l'aisselle doit être dirigée et effectuée, lorsqu'on se propose d'y vérifier le retentissement ganglionnaire d'une lésion, dont le siège peut être sur le membre supérieur, sur la mamelle et la partie antérieure du tronc, ou sur la région postérieure de celui-ci.

J'ai étudié l'anatomie de l'aisselle, sans idée préconçue, pour étudier et apprendre ce que je devais enseigner. Peu à peu, point par point, j'ai relevé de grandes analogies entre cette région et la région de l'aîne. Régions de passage l'une et l'autre, n'ayant en propre que des ganglions qui se groupent suivant la provenance de leurs afférents, ces deux régions sont identiques par leur structure et leurs usages. Elles ne sont guère séparées que par quelques différences de forme et de direction.

Identiques, et, cette fois sous tous les rapports, chez les quadrupèdes, elles le sont aussi chez l'homme, si l'on se reporte aux premiers temps de la vie fœtale, avant qu'une rotation inverse ait changé l'orientation des membres. On ne voit pas bien alors pourquoi de nouveaux éléments seraient intervenus dans leur structure, ni pourquoi les rapports généraux des éléments qui les forment auraient été changés. Ainsi, les données de l'anatomie générale et de l'embryogénie viennent à l'appui des résultats fournis par la dissection. Il m'a paru que ces considérations pouvaient simplifier l'anatomie de ces deux régions et en rendre l'intelligence plus facile.

PARIS — IMP. V. GOUPY ET JOURDAN, RUE DE RENNES, 71